LA

CONSOLATION DES RHUMATISANTS

PAR

L'ACTION D'IGNATIA AMARA

Ce remède neutralise le rhumatisme à sa phase d'incubation, l'arrête à son
apparition, et le guérit, en peu de jours, sans éprouver ses cruelles douleurs.
C'est encore le remède le mieux approprié à la névralgie faciale,
à la sciatique, au lumbago, à la pleurodynie et aux douleurs articulaires
ou musculaires souvent intolérables.
Un exposé succinct des symptômes les plus caractéristiques permet de distinguer
chacune de ces affections, et l'état chronique léger ou grave du
rhumatisme articulaire ou musculaire.

TRAITEMENT RATIONNEL ET FACILE.

Avis aux Goutteux.

Divinum est opus sedare dolorem.
C'est une œuvre divine que de calmer
la douleur. (GALIEN.)

PAR J.-B. BALMOUSSIÈRES

MÉDECIN-HOMOEOPATHE, A FOURNÈS (GARD)

Grande médaille d'argent, récompense de 150 fr. du Gouvernement,
lettre du Ministre du Commerce, lettre autographe des
plus flatteuses du Préfet du Gard pour dévouement
envers l'humanité en temps de calamités publiques.

AVIGNON

AUBANEL FRÈRES, IMPRIMEURS-LIBRAIRES

Place Saint-Pierre

1875

TABLE DES MATIÈRES.

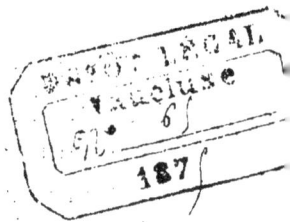

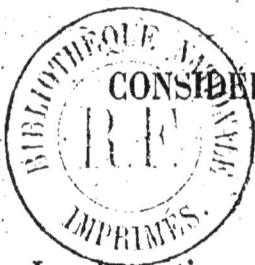

CONSIDÉRATIONS PRÉLIMINAIRES.

Le rhumatisme a toujours été si douloureux et si rebelle qu'il a excité, depuis que la médecine existe, la plus louable émulation parmi les plus grands médecins.

Mais, la nature occulte de ce genre de maladie, son lieu d'élection et l'erraticité mystérieuse de son caractère n'ayant jamais permis, jusqu'à ces dernières années, d'en saisir la méthode curative, il en est résulté, pendant plus de deux mille ans, beaucoup d'erreurs, d'insuccès et de revers.

Voilà pourquoi, il est peu de maladies contre lesquelles la médecine ait employé un plus grand nombre de remèdes, et cette seule considération suffit déjà pour prouver qu'elle n'est que trop souvent insuffisante.

J'ai payé une large part de souffrances aux nombreux rhumatismes que j'ai eu dans le cours de ma longue pratique médicale, et c'est pendant ces longs jours d'insomnie que j'ai enfin expérimenté pour cette maladie un remède dont les prodigieux effets surpassent toutes les méthodes de traitement qui ont été inventées jusqu'à ce jour. La dénomination de ce remède sera désormais : La consolation des rhumatisants. Les expériences que j'ai d'abord faites sur moi, et que j'ai ensuite réitérées sur mes clients avec le même succès, sont des plus concluantes : ce remède est le seul moyen préventif du rhumatisme, il le neutralise à sa période d'incubation, le jugule à son apparition, et le guérit, dans une huitaine de jours, sans que l'on éprouve, pendant le traitement, d'autres douleurs que celles qui peuvent résulter d'une fausse position des parties.

L'action de ce remède délivre encore, en peu de temps, du rhumatisme articulaire qui débute à l'état chronique ; et abrège considérablement la durée de la névralgie faciale, du lumbago, de la sciatique, de la pleurodynie ainsi que des douleurs articulaires ou musculaires souvent intolérables.

Lorsqu'on prend ce remède à la période d'invasion, il prévient la forme chronique de ces affections, et les diverses dégénérescences incurables des tissus fibreux articulaires ou musculaires dont elles sont souvent les suites. Il ne produit ni purgation, ni vomissement, et ne fait dériver la fluxion rhumatismale sur aucune partie de l'organisme ; tout le bien que l'on éprouve de ce remède n'est que le résultat de ses effets appropriés à l'essence, à la nature du mal.

Le café n'empêche point son dynamisme remédial ; mais il détermine une surimpressionnabilité douloureuse des parties affectées.

Les personnes qui ont ordinairement de la répugnance pour le mauvais goût des remèdes, leurs doses pondérables ou leur action trop énergique, prendront celui-ci sans aversion, d'autant plus qu'il jouit d'une parfaite innocuité aux doses que je prescris.

Enfin, les propriétés vraiment merveilleuses de ce remède, me portent naturellement à penser que la médecine ne pourra désormais ambitionner de médication plus parfaite pour traiter le rhumatisme, puisque la mystérieuse action de ce remède neutralise si promptement les souffrances de ce genre mystérieux de maladie dont la diversité des phénomènes, l'instabilité de la marche et les transformations inopinées ont échappé à tous les systèmes préconçus, et exercé au plus haut degré, pendant plus de vingt siècles, la sagacité des plus célèbres praticiens. Des résultats si féconds, prouvent une fois de plus, que la bonté divine a mis sous la main de l'homme tout ce qui peut-être utile à la conservation de ses jours.

Ma pensée dominante, en donnant de la publicité à ce

précieux remède, est de le vulgariser dans un but d'humanité.

En effet, quand on considère l'énormité des souffrances qui torturent les rhumatisants ; la somme de temps perdu ; et les infirmités consécutives, on comprend avec un sentiment de satisfaction, que la souveraine action d'un remède qui peut prévenir, enrayer ou guérir promptement le rhumatisme en neutralisant et ses douleurs et ses infirmités, doit être incontestablement d'une importance réelle à l'humanité souffrante.

Cette heureuse innovation, en comblant, sous ce rapport, les vœux de l'opulence et de l'infortune, ne peut aussi que rehausser l'attrait de l'art médical, et la considération des médecins qui guérissent aussi promptement et aussi agréablement ce genre si fréquent de maladie.

Traitement préventif du rhumatisme.

Dès qu'un rhumatisme articulaire aigu est engendré par un refroidissement, il subit, comme les autres maladies d'une nature identique, une période d'incubation de douze à quarante-huit heures, avant de se développer avec un cortége de symptômes caractéristiques et d'en déduire le diagnostic curatif. Or, il est important de savoir que le rhumatisme qui débute à une articulation à laquelle il a déjà produit de la rougeur, du gonflement et de vives douleurs peut être modifié dans ses manifestations symptomatiques, mais, jamais subitement enrayé dans sa marche envahissante. Par conséquent, comme il vaut mieux prévenir une maladie que la bien guérir, il faut, en pareil cas, adopter préalablement le traitement préventif qui neutralise sûrement les atteintes occultes et insidieuses du rhumatisme à son état d'incubation. Pour atteindre cet heureux résultat, on doit, lorsqu'on est prédisposé à cette maladie, et que l'on a subi des conditions atmosphériques ou des transitions de température capables de déterminer un rhumatisme, procéder comme il suit : On ne fait qu'un léger repas à quatre ou cinq heures du soir, et, trois heures après, on prend trois doses du flacon N° 1 : La consolation des rhumatisants, de trois gouttes pour les hommes, et de deux gouttes pour les femmes, que l'on met chacune dans deux cuillerées d'eau à bouche sans sucre, une dose toutes les heures; le lendemain, trois autres doses, une à 3, 4 et 5 heures du matin. Ces trois doses, du soir et du matin, sont surtout indispensables, lorsqu'on doute d'avoir pris, dans la matinée, un rhumatisme, et que l'on a fait un repas copieux après lequel on a pris du café. A part l'excitation générale que produit, en effet, un bon repas, le café porte directement son action sur le système nerveux cérébro-spinal qu'il surexcite, et stimule ainsi les sens par irradiation. Cette action se porte ensuite par sympathie sur la circulation sanguine et l'appareil digestif en déterminant un accroissement d'activité à tout l'organisme et notamment un surcroît de vitalité au système nerveux qui fait prématurément développer le principe rhumatismal qui est à l'état d'incubation. Les liqueurs, le tabac, les mets excitants, etc., accélèrent aussi le développement de cette affection. Cependant, les trois doses du matin, aux heures qui sont indiquées ci-dessus peuvent suffire dans beaucoup de cas peu graves. Si l'on était réellement atteint d'un commencement de rhumatisme à l'état latent, on est sûr, par ce traitement de l'avoir jugulé à sa période d'incubation ; et ce qui peut le prouver sûrement, ce sont les douleurs plus ou moins prononcées que l'on éprouve, pendant un ou deux jours, à plusieurs articulations des membres. Ce qui devient une indication pour continuer encore, un ou deux matins et même le soir les trois doses du même remède. Si, au contraire, il n'existait point de rhumatisme, l'erreur se réduirait à déjeuner de meilleur appétit. Dans le cas où une articulation serait prise inopinément de rhumatisme, on suivrait le traitement qui est prescrit pour enrayer les symptômes précurseurs du rhumatisme articulaire aigu.

Heureux résultat du traitement préventif du rhumatisme.

En 1854, la rigueur de l'hiver ayant rendu, par la neige et le vent, nos chemins impraticables, je fus néanmoins obligé de visiter, pendant plusieurs jours, à pied, de graves malades dans des localités environnantes.

J'eus la satisfaction, en n'écoutant que mon devoir, de les guérir.

Mais, quoique doué d'une forte et robuste constitution, ce fut dans cette circonstance que je pris mon premier rhumatisme.

J'avais à cette époque quarante trois ans, et jusqu'à l'âge de soixante deux, j'en ai éprouvé cinquante cinq multi-articulaires compliqués, bien des fois, de celui des muscles du tronc.

Croyant connaître, en 1862, la nature du rhumatisme, je me livrai pendant quelques années, à des expériences sur moi pour en abréger la durée et en calmer les souffrances. Après beaucoup d'incertitude pour le choix des moyens, et de tâtonnements sur leurs propriétés, leurs doses et leur mode d'emploi, je finis par trouver dans les effets d'Ignatia une puissance d'action capable d'enrayer, d'après la manière dont je la préparais et me l'administrais, le rhumatisme à son apparition et de le guérir, en peu de jours, sans en éprouver les cruelles douleurs. Je m'estimais donc heureux lorsque j'avais, dans le courant d'une année, deux ou trois rhumatismes, de pouvoir m'en délivrer si promptement. Mais, ayant toujours été soucieux de la santé de mes malades, je commettais chaque fois que j'avais un rhumatisme, l'imprudence de les soigner, lorsque je n'étais qu'incomplètement guéri. En procédant de cette manière, j'aggravais presque toujours mon état, et je conservais, comme on dit, un levain qui augmentait considérablement ma prédisposition à cette affection.

Préoccupé plus sérieusement que jamais de cette disposition à contracter des rhumatismes et des moyens qui
pourraient la diminuer ou la guérir, je pris la résolution
de chercher un moyen préventif contre cette maladie.

Mais, où le trouver ? L'ancienne et la nouvelle médecine dont les louables efforts ne tendent qu'à soulager et
à guérir, n'avaient jamais rien dit à ce sujet ou du moins
employé un seul moyen préventif qui s'adressât directement à la nature du rhumatisme, pour le juguler, sans
le faire dériver, avant son apparition.

Connaissant, d'autre part, par mon expérience person-
nelle les effets de quelques traitements préconisés, qu'on
ne peut employer en toute saison, je dus porter mes pré-
férences sur les merveilleuses propriétés du remède que
j'avais expérimenté pour guérir le rhumatisme.

Je l'expérimentai cette fois à titre de moyen préventif
pour neutraliser, le cas échéant, cette affection à sa période d'incubation.

Je pris donc, pendant vingt jours, matin et soir, trois
doses de trois gouttes chacune dans deux cueillerées d'eau
à bouche sans sucre, une dose à 3, 4 et 5 heures du
matin, et à 3, 4 et 5 heures du soir, pendant lesquelles je
repris, avec un bon régime, mon embonpoint et ma vigueur;
puis, trois doses, tous les matins, pendant une vingtaine de
jours ; et enfin, chaque fois que j'avais éprouvé des transitions de températures capables d'engendrer un rhumatisme.
Eh bien, depuis plus d'un an, que j'ai adopté ce traitement
prophylactique, je n'ai plus eu de rhumatisme, sauf de temps
à autre, quelques légères douleurs que j'éprouve, pendant
un ou deux jours, aux articulations des membres, quoique je me sois exposé depuis à toutes les vicissitudes des
saisons de jour et parfois de nuit. On peut donc conclure
que s'il est rationnel de croire que plus on a de rhumatisme
plus grande devient la prédisposition ; il est logique d'en
déduire aussi qu'en se préservant de leur atteinte la
cause de cette prédisposition, qui est rebelle selon sa
chronicité, doit diminuer et même, lorsqu'elle n'est pas

trop invétérée, ne conserver, de sa faculté prédisposante, que celle de son état primitif.

Des signes précurseurs du rhumatisme articulaire aigu, pour le juguler à son apparition.

Le rhumatisme articulaire aigu se déclare ordinairement à la suite d'une transpiration supprimée, d'une impression de froid de tout le corps ou d'une articulation seulement.

Lorsqu'un refroidissement général du corps produit un rhumatisme articulaire aigu, et que celui ci a déjà subi une période d'incubation de douze à quarante-huit heures, la maladie débute par un pouls accéléré, un sentiment d'engourdissement et de gêne à une articulation.

Cet état d'engourdissement et de gêne augmente plus ou moins vite selon le degré d'intensité que revêt le rhumatisme, et devient graduellement plus appréciable par les mouvements de l'articulation surtout en raidissant par une extension ou une flexion forcée les tissus fibreux qui la recouvrent. Il se déclare ensuite sur un point circonscrit de cette articulation une douleur qui n'est d'abord appréciable que par la pression et les mouvements de cette partie.

Arrivé à cette phase naissante d'expression symptomatique, le rhumatisme peut toujours être enrayé promptement. Cependant, malgré la coïncidence caractéristique de l'accélération du pouls, de l'apparition d'une douleur sur un point circonscrit d'une articulation, et d'un sentiment d'engourdissement et de gêne à ses mouvements, la douleur de l'articulation n'est souvent pas assez prononcée pour ne laisser aucun doute sur sa véritable nature.

Mais, le doute disparaît bientôt, lorsque une ou deux heures après son apparition, cette douleur commence à devenir appréciable sans que l'on imprime de pression ni de mouvement à l'articulation.

C'est alors le moment ou jamais de juguler les symptômes précurseurs du rhumatisme articulaire aigu ; car,
deux ou trois heures après le début de la douleur, une
rougeur rosée se manifeste sur le point douloureux de
l'articulation, la chaleur, le gonflement, la gêne de ses
mouvements augmentent ; et la douleur devient intoléra-
ble en s'irradiant aux parties ambiantes avec un accroissement d'accélération du pouls. Le rhumatisme articulaire
aigu qui est arrivé à cette période de développement, n'est
plus susceptible d'être jugulé par aucun traitement. On
doit alors s'estimer heureux d'avoir à sa disposition un
remède ponr le guérir promptement sans souffrances et
sans infirmités. Quand une impression de froid n'atteint
qu'une seule articulation, le rhumatisme qui s'y développe,
le plus souvent pour se généraliser, débute sans fièvre, et
ne détermine des phénomènes de réaction que lorsque
cette articulation devient le siége d'une rougeur rosée ,
d'un gonflement et d'une vive chaleur avec des douleurs
tensives, lancinantes. Pour diagnostiquer ce rhumatisme
insidieux à son invasion, on n'a donc que les symptômes
locaux qui se produisent successivement à l'articulation
malade dont les différentes phases de développement sont
indiquées ci-dessus ainsi que le moment opportun pour
l'enrayer en quelques heures.

TRAITEMENT PAR LE FLACON N° 1.

La consolation des rhumatisants

Mode d'emploi et doses.

On prend quatre doses successives de ce flacon et
quelquefois cinq selon le degré d'intensité qu'a atteint la
douleur de l'articulation ; chaque dose se compose de trois
gouttes pour les hommes, et de deux gouttes pour les
femmes que l'on met chacune dans deux cuillerées d'eau à

bouche sans sucre, les deux premières doses à demi-heure de distance l'une de l'autre, la troisième une heure après, et la quatrième avec la cinquième, si le cas la réclame, à deux heures d'intervalle ; deux heures après la dernière dose, une soupe de semoule ou de vermicelle blanc au lait de préférence ou à l'huile ; trois heures après, si la douleur de l'articulation a considérablement diminué on prend deux doses, une toutes les heures, et si elle conserve encore un caractère d'acuité, trois doses, une heure après, une soupe comme la première ; neuf heures après, trois doses, une toutes les heures, et, une heure après, une autre soupe ; puis, six heures après, si le rhumatisme a été traité à temps, il doit être guéri et l'on mange comme d'habitude, sinon, on suit exactement le traitement du rhumatisme articulaire aigu. On doit, pendant les huit premières heures du traitement, tenir sur le point douloureux de l'articulation une brique très-chaude enveloppée dans plusieurs plis de linge. On garde, pendant douze à vingt-quatre heures, le lit selon que le rhumatisme articulaire aigu débute avec ou sans fièvre en y ajoutant une légère couverture de plus, pour provoquer une moiteur plus convenable à la peau.

Du rhumatisme articulaire aigu.

Le rhumatisme articulaire est aigu lorsqu'il se manifeste par un sentiment d'engourdissement, de gêne et de douleur à une ou plusieurs articulations ; qu'il s'y développe bientôt une rougeur d'un rose pâle, de la chaleur, du gonflement le plus souvent et des douleurs tensives, lancinantes ; et que ces phénomènes locaux se compliquent de l'appareil des symptômes généraux, tel qu'un état brûlant de la peau, une soif ardente, l'appétit nul, de l'accélération du pouls, une cruelle insomnie et des sueurs abondantes avec un sédiment rougeâtre aux urines. Pendant le cours de la maladie, le transport mystérieux du principe rhumatismal se porte alternativement d'une articulation à l'autre en reproduisant à l'invasion de chacune un nouvel état de souffrances. C'est ordinairement du sixième au septième jour, que, sous l'influence appropriée du traitement, ce genre de rhumatisme perd complètement son caractère erratique, après s'être une dernière fois reproduit sur l'articulation qui avait reçu, au début, la plus forte impression de froid.

TRAITEMENT DU RHUMATISME ARTICULAIRE AIGU PAR LE FLACON N° 1.

La consolation des rhumatisants.

Mode d'emploi et doses.

On prend six doses de ce flacon par jour, chaque dose se compose de trois gouttes pour les hommes, et de deux gouttes pour les femmes, que l'on met chacune dans deux cuillerées d'eau à bouche sans sucre, une dose à 3, 4 et 5 heures du matin, et à 3, 4 et 5 heures de soir. Si, une heure après que l'on aura pris les deux premières doses du matin, on n'éprouve aucune douleur à l'état de repos, les personnes d'une complexion frèle et débile peuvent supprimer celle de cinq heures du matin. Les hommes dont la constitution est considérablement affaiblie ou qui dépassent l'âge de soixante ans, et les garçons au-dessus de quinze ans prendront les mêmes doses qui sont indiquées, matin et soir, pour les femmes ; et les jeunes filles au-dessous de quatorze ans ainsi que les enfants au-dessous de dix ans, ne prendront, matin et soir, que deux doses de celles des femmes. On ne donnera également que deux doses le matin et deux doses le soir, aux femmes qui ont le teint pâle ou qui sont dans un état de débilité ; et à celles qui allaitent dans de mauvaises conditions de santé. On ne dois jamais dépasser les doses que je prescris par la raison qu'une longue expérience

m'a permis de constater qu'elles suffisent parfaitement.
Toutefois, s'il fallait calmer une recrudescence des douleurs, ce qui arrive rarement, alors on prendraient excep-
tionnellement quatre doses au lieu de trois.

Lorsque le rhumatisme articulaire aigu débute avec
un rhumatisme musculaire, ce traitement guéri l'un et
l'autre aussi promptement et sans douleur. Pendant le
cours d'un rhumatisme articulaire aigu, il faut porter une
attention toute particulière aux articulations qui pourraient
être le siége de quelque douleur résultant d'une fausse
position à laquelle on remédie facilement en mettant un
ou plusieurs oreillers dessous. Lorsqu'une personne rentre
en convalescence d'un rhumatisme, il subsiste quelquefois
à une ou plusieurs de ces articulations un reste de gonflement, de la roideur ou plus ou moins de sensibilité en les
exerçant. Or, il est d'autant plus important de guérir
parfaitement ce genre de maladie, que la prédisposition
et la fréquence des rechutes, sont toujours subordonnées
au degré du mal qui reste encore.

On continuera donc les trois doses, du matin et du soir,
pendant quelques jours encore ; ensuite, celles du matin
seulement pour servir de moyen préventif et compléter la
guérison du rhumatisme.

Régime alimentaire
et moyens prophilactiques.

Dès que les symptômes généraux ont perdu la plus
grande partie de leur intensité c'est-à-dire que la chaleur,
de la peau, la soif et l'ardeur de la fièvre ont calmé, les
hommes feront deux légers repas par jour : Le premier
de neuf à dix heures du matin, et le second à six heures
du soir. Ils débuteront, pendant un ou deux jours, par une
soupe le matin, et une autre le soir ; les jours suivants,
le matin, une soupe, une côtelette et deux cueillerées à
bouche de vin dans un verre d'eau, le soir, une soupe et
un dessert. Les hommes d'un tempérament délicat ou

épuisé pourront prendre du chocolat, du racahout, etc.
à six ou sept heures du matin, et déjeuner à onze heures.
On peut varier ce genre d'alimentation sans toutefois
choisir des mets excitants ou indigestes.

Les femmes prendront trois légers repas par jour : à
six et onze heures du matin, et à six heures du soir. Elles
commenceront, pendant un ou deux jours, par du lait
ou du racahout le matin, une soupe à onze heures, et une
autre le soir ; ensuite, le matin, du chocolat, à onze
heures, une soupe, une côtelette et du vin bien trempé,
le soir, une soupe et un dessert.

Les soupes ne consisteront qu'en semoule, riz ou vermicelle blanc et autres pâtes sans couleur, au lait de préférence ou à l'huile, avec quelques-unes au gras pour les
personnes faibles.

Lorsque le rhumatisme n'est pas compliqué d'une
affection typhoïde, ont doit prendre, de bonne heure, pour
dessert, des pruneaux cuits, pour rendre les déjections
alvines plus faciles.

On peut prendre pour boisson : Le sirop de gomme
additionné d'eau, l'eau d'orge ou de riz, l'eau gommée
légèrement sucrée ou du lait coupé d'eau. Pendant le
traitement point de café ni aucun excès de régime jusqu'à
parfaite guérison.

Les fumeurs ne prendront la pipe ou le cigare qu'après
leur convalescence. Les personnes qui sont atteintes d'un
rhumatisme articulaire aigu, garderont le lit en se mettant quelquefois, pendant le jour, sur leur séant sans
prendre de refroidissement. Il ne faut rien mettre sur les
parties qui sont affectées de la fluxion rhumatismale, mais
lorsqu'elle est dissipée on peut, deux fois le jour, les fric-
tionner, de bas en haut, avec un gant de laine grossière.
Huit jours après la guérison, il convient, si la saison ou
température de l'appartement le permet, de faire, deux
fois par semaine, une friction sur tout le corps avec un
tissu en laine imprégné d'alcool froid en commençant par
le devant de la poitrine, après s'être préalablement lavé

la figure avec de l'eau froide ou tiéde une heure après son lever.

On prévient bien des fois un rhumatisme en faisant particulièment ces frictions, pendant une huitaine de jours, aux changements de saison, lorsqu'on éprouve la nécessité de s'aléger des vêtements d'hiver ou lorsqu'on arrive à l'époque de les reprendre. Ces frictions activent principalement la circulation du système capillaire de la peau, la tonifient et la rendent moins impressionable aux transitions de température.

On doit aussi lorsque l'atmosphère est froide ou chargée d'humidité se vêtir chaudement tout le corps et en particulier les articulations des membres qui ne sont recouvertes que par la peau, dont le refroidissement des nerfs en se propageant à ceux des tissus fibreux sous-jacents peu les affecter de rhumatisme.

De bons poignets, de fort bas de laine et d'épaisses bottines avec des genouillères de laines tricotées à mailles tournées permettent souvent de supporter impunément les causes efficientes du rhumatisme. Cependant, malgré le bon effet de ces moyens, il faut toujours employer conjointement le traitement préventif du rhumatisme. Lorsqu'on éprouveune douleur souvent insupportable à une articulation ou à un muscle, le traitement du rhumatisme articulaire aigu la guérit sûrement. Si cette douleur à le caractère intermittent, ce traitement ne réussit pas. Je donne alors, en pareil cas, deux remèdes dont je fais deux prises de chaque qui en triomphent immédiatement.

On peut continuer pendant quelques temps, sans interruption, le traitement du rhumatisme articulaire aigu comme je viens de l'indiquer. J'ai été moi-même obligé, à l'occasion d'un rhumatisme, d'une rechute et comme moyen préventif, d'employer ce traitement pendant deux mois consécutifs sans éprouver d'autres effets que celui de son action salutaire quoiqu'il n'y eut pas accoutumance. Ce n'est donc qu'après de longues années

d'expérience sur ma personne que j'ai prescrit, en toute
confiance, ce traitement à mes clients en proportionnant
les doses à l'âge, au sexe et à la constitution de chacun.
Et depuis, bien des années, que je guéris des rhumatismes
avec ce traitement, aucun de ceux que j'ai soigné n'a été
repris de cette maladie. Parmi tous les cas de rhumatisme, que j'ai traité, plusieurs étaient compliqués d'affections differentes et notamment quatre de la fièvre typhoïde
qui était particulièrement caractérisée chez deux par une
langue d'un rouge ponceau. Eh bien, de ces deux derniers
cas, l'un a été guéri le septième et l'autre le huitième jour;
et les deux autres, l'un le sixième et l'autre le douzième
à cause de la gravité des complications. Tous les autres
cas de rhumatismes compliqués d'une autre affection ont
été également guéris le huitième jour. Si l'on compare les
effets admirables de cette médication dont la puissance
d'action neutralise si promptement cette maladie et ses
souffrances en les combattant directement; et les heu-
reuses modifications qu'elle produit en paralysant les irra-
diations sympathiques du principe rhumatismal sur les
organes les plus importants à la vie, on devra, dis-je, en
les comparant à tous les traitements qui ont été employés,
depuis que la médecine existe jusqu'à nos jours, conclure
que celui que j'emploie est le plus rationnel, le plus simple
et le plus parfait. Si j'avais connu plus tôt ce précieux
traitement je n'aurais pas les infirmités qui m'empêchent
de marcher librement. Les personnes qui subissent les
atteintes d'un rhumatisme feront très-bien d'en référer à
leur médecin pour en diriger le traitement.

Rhumatisme articulaire débutant à l'état chronique.

Le rhumatisme articulaire prend souvent la forme
chronique à son invasion, par une douleur plus ou moins
intense à une ou plusieurs articulations auxquelles il survient ensuite de la raideur, souvent du gonflement sans

rougeur, ni chaleur, ni fièvre. Quand ce rhumatisme n'est pas traité par des remèdes appropriés, il peut se prolonger pendant de longues années.

Traitement.

Le même que celui du rhumatisme articulaire aigu avec une alimentation plus confortable pour les personnes qui ont une constitution débile ; et, pour les cas anciens, celui du rhumatisme articulaire chronique, léger et rebelle.

Du rhumatisme musculaire aigu.

Le rhumatisme musculaire aigu peut se déclarer pendant ou après le rhumatisme articulaire ou sous l'influence d'un refroidissement. Il peut se développer dans les muscles de la tête, du cou, du tronc ou des membres avec un caractère fixe ou vague. Le symptôme le plus caractéristique du rhumatisme musculaire aigu est une douleur plus ou moins vive affectant un ou plusieurs muscles, s'exaspérant ordinairement par la pression et devenant déchirante par la contraction du muscle affecté. Il survient quelquefois un état de chaleur et de légère tuméfaction aux muscles des membres qui subissent l'influence d'un rhumatisme. Lorsque plusieurs muscles sont atteints simultanément et que les douleurs se reproduisent à de courts intervalles avec une certaine intensité, il se manifeste alors de la chaleur à la peau, de la fréquence aux pouls et des sueurs avec des urines sédimenteuses sur le déclin de la maladie.

Traitement.

Celui du rhumatisme articulaire aigu.

Rhumatisme articulaire chronique.

Le rhumatisme articulaire aigu devient chronique, après la cessation des symptômes généraux, tels que:

chaleur à la peau, soif, fièvre, insomnie, sueur, urines sédimenteuses, etc., et que le rhumatisme articulaire devenu chronique, ne se trouve caractérisé que par la douleur, le gonflement et la gêne des mouvements qui subsistent sans rougeur, ni chaleur à une ou plusieurs articulations.

Traitement du rhumatisme articulaire chronique léger et rebelle.

Le rhumatisme articulaire chronique léger que l'on qualifie vulgairement de douleur et de gêne à une ou plusieurs articulations avec ou sans gonflement et qui n'empêche pourtant pas de faire plus ou moins péniblement ses occupations, réclame, depuis son invasion jusqu'à dix ans et plus de date, le traitement du rhumatisme articulaire aigu. Cependant, si ce traitement n'avait pas produit, dans moins d'un mois, la guérison de certains cas rebelles, on suivrait alors la médication plus compliquée, qui se compose de trois flacons, portant sur l'étiquette : n° 1 *Ignatia Amara.* La consolation des rhumatisants. Rhumatisme aigu ; n° 2 *Pulsatilla,* Rhumatisme chronique ; n° 3 *Sulfur.* Rhumatisme chronique avec lequel ont peut triompher, dans le plus court espace de temps possible, de la résistance des complications et de la chronicité de ces cas sans imprimer aucune perturbation à l'organisme, et sans que l'on éprouve d'autres effets que le bien qu'il produit en s'adressant directement au principe, à la nature du mal. Avec un pareil traitement on éprouve rapidement une notable amélioration dans les cas de rhumatismes qui sont déjà un peu chroniques. C'est, du reste, le traitement de prédilection dont je me sers moi-même en pareil cas.

La dose des flacons 1, 2 et 3, est de trois gouttes pour les hommes, et de deux gouttes pour les femmes que l'on met chacune dans deux cuillerées à bouche d'eau sans sucre, à prendre comme il suit : le premier jour, trois doses du flacon n° 1, une dose à 4, 5 et 6 heures du matin, et deux doses du flacon n° 3, une dose à 4 et 5 heures du soir; le lendemain, trois doses du flacon n° 2, une dose à 4, 5 et 6 heures du matin, et deux doses du flacon n° 3, une dose à 4 et 5 heures du soir; le jour suivant on recommence, le matin, les doses du flacon n° 1, et le soir les doses du flacon n° 3, et ainsi en les alternant, de cette manière, jusqu'à la disparition complète du rhumatisme. Repas : à sept heures du matin, à midi et à six heures du soir. Les personnes qui ont un rhumatisme articulaire chronique léger dont la constitution est appauvrie doivent se nourir avec un régime fortifiant; tandis que celles dont l'organisme a trop d'embonpoint doivent retrancher l'excédent trop nutritif de leur régime.

Traitement du rhumatisme articulaire chronique grave.

Le rhumatisme articulaire chronique grave est caractérisé par un état de gonflement de raideur et de douleur sans rougeur, ni chaleur, ni fièvre à une ou plusieurs articulations des membres et parfois de la colonne vertébrale dont les mouvements sont plus ou moins bornés ou même impossibles à cause de la raideur des tissus fibreux, et des douleurs qui deviennent intolérables, il réclame, lorsqu'il a atteint de trois à six mois de date, jusqu'à dix ans et plus, l'action de trois remèdes en flacon, qui sont : n° 1 *Ignatia Amara.* La consolation des rhumatisants. Rhumatisme aigu ; n° 2 *Pulsatilla.* Rhumatisme chronique ; n° 3 *Sulfur.* Rhumatisme chronique. C'est le traitement le plus rationnel et le plus facile avec lequel j'ai obtenu, dans un espace de quatre à six mois, les résultats les plus heureux parmi les cas les plus graves, datant d'un à dix ans.

Mode d'emploi et doses.

On les alterne (une fois l'un, une fois l'autre) tous les deux jours ; la dose de chaque flacon est de trois gouttes

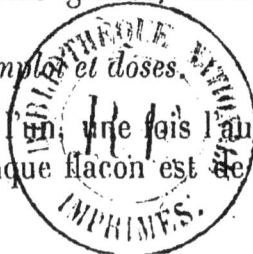

pour les hommes, et de deux gouttes pour les femmes que
l'on met chacune dans deux cuillerées d'eau à bouche
sans sucre, à prendre comme voici : Le premier jour,
quatre doses du flacon n° 1, une dose à 4 et 6 heures du
matin, et à 3 et 5 heures du soir ; deux jours après,
quatre doses du flacon n° 2, que l'on prend aux mêmes
heures que celles du premier ; et deux jours après,
quatre doses du flacon n° 3, aux mêmes heures que celles
des deux premiers ; enfin, deux jours après, on recommence comme ci-dessus en les continuant de cette façon
jusqu'à complète guérison.

Quand la saison est propice, les bains chauds avec un
kilo de sel de cuisine pouvant servir deux fois, aident
considérablement le traitement que l'on prend à l'intérieur
pour obtenir la résolution des engorgements chroniques
des articulations ; pourvu qu'on prolonge, pendant deux
heures, la durée de ces bains. Les frictions avec l'alcool
froid concourent aussi à résoudre ces sortes d'engorgements. Lorsqu'une ou plusieurs articulations sont prises
de gonflement et de raideur surtout à l'état chronique, on
doit, dès que le traitement a produit une notable amélioration, leur imprimer graduellement des mouvements
de flexion et d'extension ou en les utilisant chaque jour,
pour faciliter la circulation et l'élasticité des tissus fibreux
qu'un trop long repos pourrait complètement priver de
leurs mouvements. Les soins hygiéniques qui peuvent
prévenir les rechutes, consistent à éviter l'action du froid
et de l'humidité, dans l'habitation et la manière de se vêtir
pour ne pas se laisser prendre au dépourvu par les vicissitudes atmosphériques. Mais, le moyen prophylactique
sur lequel on doit compter le plus, est incontestablement
celui du traitement préventif du rhumatisme.

Rhumatisme musculaire chronique.

Le rhumatisme musculaire chronique débute souvent
sous cette forme à la suite d'une impression de froid ou

succède à son état aigu ou au rhumatisme articulaire. Les symptômes du rhumatisme musculaire chronique diffèrent peu de ceux de sa forme aiguë : Les muscles sont sensibles à la pression, et les contractions du muscle affecté sont très-douloureuses. Cependant, lorsque cette affection est devenue chronique, le principe rhumatismal ne détermine plus aux muscles qui en sont atteints de chaleur anormale ni d'aussi atroces et fréquentes contractions au moindre mouvement du corps. L'important est de savoir, au point de vue du traitement, que le rhumatisme musculaire chronique peut atteindre un ou plusieurs muscles à la fois pendant de longues années en leur déterminant diverses dégénérescences incurables.

Traitement.

Le même que celui du rhumatisme articulaire aigu, depuis son début jusqu'à six mois ou un an ; et pour les cas rebelles ou graves anciens, datant de six mois à dix ans et plus, le traitement qui est indiqué pour les cas rebelles du rhumatisme articulaire chronique léger.

Un mot sur le transport du rhumatisme au cerveau.

Depuis nombre d'années que je traite le rhumatisme articulaire avec le flacon n° 1, je n'ai jamais observé la rétrocession de cet affection au cerveau ni sur d'autres organes à l'intérieur du corps. J'attribue cet heureux résultat, à l'action spécifique de ce remède qui, en abrégeant la durée du rhumatisme, et en neutralisant ses souffrances, doit puissamment excéder le principe dynamique morbide de cette affection, et diminuer ainsi la corrélation de ses effets sympathiques avec les organes qui sont les plus essentiels à la vie. Quand je traitais le rhumatisme articulaire par des remèdes différents, j'eus trois rhumatisées dont la maladie se répercuta au cerveau. Pour combattre des cas de cette gravité, j'employai deux remèdes tellement appropriés que, dans moins de quinze heures, la fluxion rhumatismale de chaque cas disparaissait du cerveau pour se reproduire à une des articulations qu'elle occupait avant ; et les trois rhumatisées guérirent parfaitement, malgré la gravité de la fièvre typhoïde dont deux étaient si sérieusement atteintes que je fus obligé de laisser, à une d'elles, une sonde à demeure pour éliminer les urines. Ces deux remèdes constituent le traitement le plus rationnel du rhumatisme répercuté au cerveau.

De la sciatique.

La sciatique est souvent consécutive au lumbago ou la suite d'une impression de froid. Elle est caractérisée par une douleur atroce et permanente qui s'étend du pli de la fesse à la hanche en descendant sur le derrière de la cuisse jusqu'au bas, d'où elle s'irradie progressivement à toute l'étendue de la jambe avec un accroissement des douleurs le soir, après le repas ou la nuit.

Traitement.

Le même que celui du rhumatisme articulaire aigu, et pour les cas anciens, le traitement avec les trois flacons du rhumatisme articulaire chronique léger et rebelle. Les frictions sèches, matin et soir, conviennent beaucoup sur le siége de la douleur ainsi que la chaleur des vêtements et une brique très-chaude pendant la nuit. Quand au régime alimentaire, on fait trois repas par jour : à sept et onze heures du matin, et à six heures du soir avec les aliments que l'on prend habituellement, excepté le café, les liqueurs et les mets excitants.

Du lumbago.

(OU RHUMATISME DES MUSCLES DE LA RÉGION DES LOMBES)

La cause la plus fréquente du lumbago est une sueur supprimée ou un simple refroidissement des masses musculaires des lombes. Il se manifeste par une douleur plus ou moins intense qui occupe un seul ou les deux côtés à la fois. Les mouvements du corps son gênés à cause des douleurs qui deviennent insupportables ; et, lorsqu'il est violent, on est obligé à garder le lit sur le dos dans une complète immobilité.

Traitement.

Celui du rhumatisme articulaire aigu qui en délivre, lorsque le cas est récent, dans un ou deux jours. Repas : A six et onze du matin, et à six heures du soir. Alimentation douce et légère durant la période intense des douleurs en la graduant au fur et à mesure de leur décroissement.

Pleurodynie (douleur de côté).

(RHUMATISME DES MUSCLES DES PAROIS DE LA POITRINE)

La pleurodynie est consécutive au rhumatisme articulaire ou musculaire, ou la suite d'une impression de froid. Elle est caractérisée par une douleur lancinante ou déchirante plus ou moins étendue siègeant près du sein, et devenant plus vive par la pression, les mouvements du corps, d'inspiration, etc. sans aucun mouvement de fièvre.

Traitement.

Le même que celui du rhumatisme articulaire aigu. L'erreur ne peut exister entre la douleur de côté de la pleurodynie et le point de côté de la pleuro-pneumonie. En effet, ces deux maladies coexistant presque toujours simultanément, sont caractérisées par une peau chaude, la figure animée et la tête pesante ; la toux rare, brève et courte, l'expectoration rouillée ou teinte de sang ; un point de côté pongitif, lancinant et le pouls fréquent ; et enfin, par une lésion de fonction avec râles crépitants, engouement et broncophonie à une partie plus ou moins étendue du parenchyme pulmonaire correspondant au point de côté.

Névralgie faciale aiguë ou Prosopalgie.

Elle est particulièrement caractérisée par une douleur excessivement vive, lancinante, déchirante et brûlante, semblable à des traits de feu occupant un seul côté de la face. Ces douleurs dont l'invasion est presque toujours subite, suivent le nerf trifacial, reviennent à des intervalles réguliers ou irréguliers, plus ou mois rapprochés et sont ordinairement précédées ou suivies d'un sentiment de torpeur ou de fourmillements. La moindre pression sur le nerf affecté arrache des cris ou détermine un redoublement de souffrances, et les muscles auxquels il se distribue sont souvent pris de spasmes oscillatoire.

Traitement.

Celui du rhumatisme articulaire aigu suffit dans la plupart des cas, et pour ceux qui sont rebelles ou anciens j'emploie, depuis vingt-cinq ans, sept remèdes différents dont je fais deux prises de chaque qui ne m'ont jamais fait défaut dans l'espace de deux à cinq jours. Si la névralgie faciale date de plusieurs mois, il est probable que l'on soit obligé de répéter une ou plusieurs fois cette série de prises pour rendre la guérison plus durable.

Avis aux Goutteux.

N'ayant jamais vu, dans l'espace de quarante ans, au milieu d'une clientèle de trois à quatre mille âmes, un seul cas de goutte à l'état aigu ou chronique, il m'a été impossible d'expérimenter, contre cette cruelle affection, les trois remèdes qui délivrent si promptement et si agréablement du rhumatisme. Mais en considérant les principales causes qui engendrent la prédisposition à la goutte, et les effets qu'elles produisent dans l'organisme et, en particulier, aux articulations des membres, j'ai la certitude qu'en employant le flacon N° 1 : la consolation des rhumatisants, comme il est prescrit pour le traitement du rhumatisme articulaire aigu , on aurait sous la main le médicament le plus approprié pour modifier les causes prédisposantes de l'organisme, pour prévenir, et pour enrayer ou guérir, en peu de jours, la goutte aigue en neutralisant ses souffrances, sa chronicité et ses infirmités consécutives. Quant à la goutte chronique, il conviendrait d'adopter le traitement qui est indiqué pour le rhumatisme articulaire chronique léger et rebelle ; et pour les cas anciens chez les personnes âgées, le traitement du rhumatisme articulaire chronique grave. Les personnes qui sont sujettes à la goutte, prendront, pour la prévenir, tous les mois ou deux fois par mois, pendant trois ou quatre matins successifs, trois doses du flacon N° 1 , de trois gouttes pour les hommes et de deux gouttes pour les femmes chacune dans deux cueillerées d'eau à bouche sans sucre, une dose à 5, 6 et 7 heures du matin, et on déjeune une heure après. Dans le cas où l'on aurait subi des transitions de températures capables d'impressionner le corps, et de produire la goutte, on suivrait les indications qui sont prescrites au traitement préventif du rhumatisme. Si l'on est pris de la goutte, dès qu'elle se déclare à une articulation, on suit le traitement qui enraye les symptômes précurseurs du rhumatisme articulaire aigu, et, si elle est déjà trop développée, celui du rhumatisme articulaire aigu. Les fumeurs ne prendront la pipe ou le cigare que deux heures avant de prendre ou avoir pris le médicament à titre de préventif. Le café, les liqueurs et un régime trop succulent ; les repas rares, trop copieux, une vie sédentaire, etc., prédisposent par un excès de nutrition, à la goutte dont la principale cause déterminante est un refroidissement partiel ou général qui atteint de prédilection les articulations des membres qui ne sont recouvertes que par la peau.

Prix des Remèdes.

LE FLACON N° 1 :

Ignatia. Rhumatisme aigu. — Prix : 10 francs.

LE FLACON N° 2 :

Pulsatilla. Rhumatisme chronique. — Prix : 10 francs.

LE FLACON N° 3 :

Sulfur. Rhumatisme chronique. — Prix : 10 francs.

Le rhumatisme articulaire ou musculaire aigu réclame l'emploi du flacon n° 1, qui peut suffire pour deux rhumatismes, et le rhumatisme articulaire ou musculaire chronique léger et rebelle ou grave les trois flacons 1, 2 et 3, comme ils sont déjà indiqués aux articles qui les concernent.

Ces trois remèdes conservent leur puissance d'action pendant plus de vingt ans. Une notice roulée autour du flacon N° 1 indique le mode d'emploi et les doses des trois flacons.

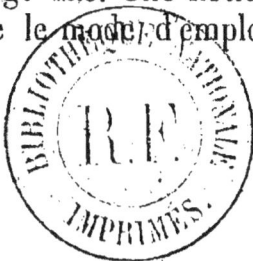

Avignon. — Imp. Aubanel fr. — 1875.

Quant à la préparation pharmaceutique de ma spécialité anti-rhumatismale, je dois dire, qu'indépendamment de la médecine, j'ai toujours fait, pour mes clients, la pharmacie dont la bonne qualité des remèdes et la tenue irréprochable ont toujours été si bien appréciées, à chaque inspection du Jury médical, que j'ai reçu bien des fois, des éloges de la part de l'administration supérieure.

DÉPOTS EN FRANCE, A L'ÉTRANGER

ET DANS LES PRINCIPALES PHARMACIES.

Aix	Bellon, pharm.	Limoges	Lambert, pharm.
Alais	Fourret, pharm.	Lons-le-Saulnier	Chapuis, pharm.
Albi	Privat, pharm.	Lodève	Bonnel, pharm.
Alger	Rivoire, pharm.	Lyon	Bernay, pharm.
Amiens	Bibet, pharm.	Macon	Espitalier, pharm.
Angers	Duranceau, ph.	Marseille	Roussin, pharm.
Angoulème	Vincent, pharm.	Montauban	Justin Erau, ph.
Antes	Olivier, pharm.	Montpellier	Guilhaumon, ph.
Arras	Garin, pharm.	Montpellier	Fouques, pharm.
Avignon	Faucon L. drog.	Melun	Blereau, pharm.
Bayonne	Bernet, pharm.	Moulin	Alexis pharm.
Beaucaire	Dorgain, pharm.	Nancy	Barbier, pharm.
Besançon	Bonnet, pharm.	Narbonne	Boue, pharm.
Béziers	Pons, pharm.	Nevers	Pignon, pharm.
Blois	Cador, pharm.	Nice	Vigon, pharm.
Bordeaux	Moure, pharm.	Nimes	Ducros, pharm.
Bourges	Chaumereau, ph.	Nimes	Montégut, pharm.
Caen	Roger, pharm.	Niort	Tiffaud, pharm.
Cahors	Bergerol, pharm.	Oran	Martel, pharm.
Carcassonne	Coste, pharm.	Orléans	Patre, droguiste.
Carpentras	Paul Ely, pharm.	Paris	Blanc, pharm.
Cavaillon	Seguin, pharm.	Paris	Choisnard, ph.
Chalons	Michel, pharm.	Paris	Dérode, Deffés, ph.
Chartres	Gilbert, pharm.	Perpignan	Bouis, pharm.
Cherbourg	Le Masson, ph.	Pont St-Esprit	Mure, pharm.
Clerm. Ferrand	Pacros, pharm.	Rennes	Blondel, pharm.
Constantine	Mercier, pharm.	Rochelles (la)	Guérin, pharm.
Digne	Cauvin, pharm.	Saint-Gilles les	
Dijon	Brun, pharm.	Boucherics	Michel, pharm.
Dunkerque	Dumoulin, ph.	St-Quentin	Mathieu, pharm.
Epinal	Paquet, pharm.	Tarascon	Riffart, pharm
Evreux	Jacquot, pharm.	Toulon	Artur, pharm.
Hâvre	Lemaître, pharm	Toulouse	Bonnal, pharm
Laval	Labbé, pharm.	Troyes	Cunier, pharm.
Liège	Goossens, pharm.	Uzès	Arnoux, pharm.
Lille	Bruneau, pharm.	Vaison	Fourmon, pharm.

Avignon. —Imp. Aubanel frères. — 1875.

www.ingramcontent.com/pod-product-compliance
Lightning Source LLC
Chambersburg PA
CBHW060507200326

41520CB00017B/4938